Comment activer le troisième œil

Des exercices simples pour développer vos facultés psychiques et élargir votre conscience

Robert Zeckis

ISBN : 9798369982181

SOMMAIRE

Introduction

Ce modeste ouvrage n'a pas la prétention de faire le tour du sujet. Il se veut d'abord et avant tout éminemment pratique. Je commencerai par présenter quelques informations générales sur le fonctionnement du troisième œil, son rôle et son importance. Son ouverture signifie avoir une conscience élargie au quotidien.

Mais réfléchissez bien avant de vous lancer dans les exercices car, sachez-le, **le processus est irréversible.** Je tenterai donc de vous aider à choisir, vous et vous seul, si vous voulez ouvrir ou non ce sens généralement endormi. Je vous expliquerai les avantages d'avoir un troisième œil ouvert et je vous proposerai également des techniques pour commencer l'éveil du troisième œil, étapes par étapes. Enfin, je vous suggérerai des exercices de méditation pour accélérer le processus.

Ce livre est pour vous si vous voulez vivre davantage le moment présent, si vous voulez développer une plus grande conscience du monde qui vous entoure, si vous souhaitez être en mesure d'interpréter voire de prédire des événements futurs, tant dans votre vie personnelle qu'au niveau mondial.

Note : cet ouvrage est volontairement court et 100 % pratique. Il va « droit au but » et donne des résultats concrets. Merci de le juger sur ce critère et non sur sa longueur !

Troisième œil : les bases

Pour faire court, le troisième œil permet aux personnes qui l'ont activé de voir ce que la plupart des autres gens ne peuvent pas voir. C'est la capacité de voir la réalité potentielle cachée en toutes choses. Ce n'est pas réservé à une élite. En effet, tout le monde a la possibilité d'ouvrir son troisième œil. En réalité, vous le faites déjà. Par exemple, lorsque vous avez une intuition et que vous agissez en fonction de celle-ci, vous utilisez en fait votre troisième œil. Cependant, ce n'est que la partie la plus visible, la partie émergée de ce que votre troisième œil peut faire. Votre troisième œil est donc un sens non développé.

Une fois que vous l'avez développé, travaillé et affiné, vous pouvez voir plus de choses et plus précisément. Vous avez plus que de simples intuitions. Le troisième œil est présent en chaque individu sur cette planète. Vous pouvez le considérer comme un organe à part entière, qui intègre votre esprit et vos sens afin qu'ils puissent travailler ensemble pour former un nouveau complexe d'organes sensoriels d'une grande puissance. Le troisième œil peut subir une évolution naturelle qui vous permet de voir de plus en plus de choses au cours de votre vie. Au-delà de ça, il vous permet de voir des réalités cachées en les superposant à vos sens ordinaires.

Le troisième œil est ce fameux sixième sens dont chacun peut faire l'expérience à un moment ou un autre et il peut être utilisé de nombreuses façons. La plupart des voyants utilisent le troisième œil pour comprendre comment s'articulent les événements et être capables de répondre à différentes questions. Ils ressentent une énergie qui évolue autour d'eux et prennent consciemment le contrôle de cette énergie. De la même façon, lorsque vous éprouvez de l'empathie pour quelqu'un, vous utilisez votre troisième œil pour vous mettre à sa place et ressentir ses émotions.

L'utilisation du troisième oeil

Vous l'avez compris, le troisième œil fonctionne d'une manière différente des sens communs. Pour mieux appréhender de quoi il s'agit, prenons l'exemple de la perception et de l'interprétation de l'énergie. Dans un véhicule en marche, nous percevons le mouvement du véhicule, nous percevons l'activité liée (le fait de conduire) et nous percevons un échange d'énergie, soit le carburant transformé en énergie par le moteur. Nous sommes également capables de détecter et de projeter cet ensemble en prédisant la direction du véhicule, en fonction des routes empruntées et des directions qu'elles indiquent. De cette façon, nous voyons le mouvement, l'activité et l'échange d'énergie qui circulent simultanément. Lorsque vous intégrez tous ces éléments, vous obtenez une carte visuelle qui perçoit, nous pourrions dire qui « voit » l'énergie se déployer. Vous voyez l'énergie comme une superposition réelle plutôt qu'un concept abstrait. Cette superposition se transforme de fait en un concept concret dans la vie. Elle devient tangible et nous pouvons ainsi la ressentir profondément et sans l'ombre d'un doute.

J'entends déjà une objection potentielle : peut-on réellement *voir* l'énergie ? Pour être précis, pas directement. Nos yeux physiques peuvent voir le *résultat* de l'interaction des énergies. Voir *directement* l'énergie est une chose différente car nos yeux ne voient que ce pour quoi ils sont conçus, la lumière visible et le monde physique. Ce que le troisième œil peut faire (et fera pour vous si vous le souhaitez), c'est traiter l'information captée et la superposer aux autres sens, ce qui nous permet de sentir et d'interpréter les énergies avec plus d'acuité et de précision. Par ce biais, nous pouvons avoir une compréhension plus profonde des énergies que nous "voyons", c'est-à-dire que nous captons et ressentons.

Bien que cela puisse paraitre surprenant dans un premier temps, quand on y pense, cette idée a du sens. Notre esprit est capable de comprendre quelque chose et donc de nous dire de quoi il s'agit d'après des idées formées par l'intégration de nos cinq sens. Utiliser notre sixième sens pour voir ou prédire le potentiel, ce qui est encore caché mais peut advenir, en d'autres termes l'avenir peut sembler extraordinaire, comme un grand pouvoir qui confère à celui qui le possède une puissance surnaturelle, mais il s'agit en réalité d'une compétence tangible et latente en chacun de nous, et qui n'attend que d'être développée.

Dans ce que nous captons, il peut y avoir une mauvaise compréhension de ce qui est reçu car cela dépend beaucoup de notre capacité à interpréter ces résultats. Les faits que nous voyons peuvent être différents des différentes informations que notre troisième œil nous apporte. Et parce que la plupart d'entre nous voient les choses d'une manière différente déjà dans la vie ordinaire, partager avec les autres ce que le troisième œil révèle peut s'avérer problématique. Lorsque nous entendons un mot, nous n'imaginons pas tous la même chose. La capacité de voir le monde sous différents angles nous est personnelle. Cependant, des points communs existent et se dégagent parce que nous sommes ancrés sur des bases communes qui nous relie à un certain niveau. Il n'est donc pas surprenant que nous vivions nos pratiques d'exploration du monde, physique ou intérieur, de façon personnelle et unique.

La glande pinéale, son importance et son rôle

Commençons par les présentations. La glande pinéale est une glande endocrine qui est responsable de la production de la mélatonine. La mélatonine est l'hormone qui est responsable des cycles de veille et de sommeil ainsi que des fonctions saisonnières. Également appelée troisième œil, la glande pinéale est située près du centre du cerveau, entre les deux hémisphères. Pour faire simple, elle se trouve dans un canal qui relie les deux thalamus.

De nos jours encore les fonctions physiologiques de la glande pinéale sont encore mal connues, mais différentes études ésotériques ont approfondi cette zone du cerveau. Certains mystiques pensent qu'elle est le pont qui relie le monde physique et le monde spirituel. Certains affirment même que la glande pinéale est la plus puissante source d'énergie éthérique disponibles aux êtres humains et qu'elle est également la source de tous les pouvoirs surnaturels. La plupart des capacités psychiques sont acquises à la suite du développement de la glande pinéale. Elle est également liée à la vision supérieure qui permet de voir au-delà de la lumière visible et du seul monde physique.

La glande pinéale est très active. Elle intervient dans les différents rythmes biologiques du corps et travaille en étroite collaboration avec l'hypothalamus pour diriger les sensations de soif ou de faim, le désir sexuel ou encore le contrôle de l'horloge biologique responsable du vieillissement. Lorsque le troisième œil est ouvert, on peut sentir une pression à la base du cerveau, signe d'un siège physique.

Au niveau symbolique, l'emplacement de la glande pinéale dans les profondeurs du cerveau nous informe sur son importance. Cette glande possède sa propre perception qui nous permet de voir au-delà du monde physique. Elle accroît la connexion avec l'âme et nous donne le pouvoir de voir ou d'expérimenter au-delà de la lumière visible. Que l'on parle de méditation, de visualisation, de voyance ou de voyage astral, ces expériences hors du corps peuvent contribuer à améliorer les fonctions du troisième œil et à nous relier aux mondes subtils.

Pourquoi ouvrir son troisième œil ?

Bonne question. Vous avez deux yeux physiques et il ne vous viendrait pas à l'esprit de n'en utiliser qu'un seul et de vous demander « pourquoi ouvrir le deuxième », n'est-ce pas ?

De la même façon, nous avons tous en réalité non pas deux, mais trois yeux, le troisième pouvant être la source d'une plus grande connaissance, bien plus puissamment que les deux autres. Notre troisième œil ne peut être vu mais il est bien présent en nous, tout comme nos deux yeux physiques. Cet œil est une source de sagesse incommensurable qui, par bonheur, peut être développée, notamment par la méditation. Il nous permet de prédire l'avenir mais également de connaître le passé et le présent. Avoir un troisième œil ouvert nous apporte de grands bénéfices au quotidien, dont je vais maintenant présenter un échantillon.

Voir et savoir au-delà du monde physique

Le troisième œil est une source d'énergie infinie que nous pouvons exploiter pour être en mesure de voir ce qui est ordinairement caché et absent du champ visuel. Il est également connu sous le nom de sixième sens. Reprenons l'exemple des intuitions. Lorsque vous sentez qu'un être cher est en danger et que quelques minutes plus tard vous apprenez que quelque chose de grave lui est arrivé, c'est votre troisième œil qui vous a prévenu et vous a permis de le ressentir. Autres exemples moins tragiques : lorsque vous avez l'impression que quelqu'un vous observe, lorsque vous pensez à une personne que vous n'avez pas vu depuis longtemps et qu'elle vous appelle, lorsque vous sentez que vous ne devriez pas faire ceci ou cela et que vous réalisez après coup que vous avez bien fait, etc. On pourrait multiplier les exemples à l'infini.

Le sixième sens étant relié au monde spirituel, il est utilisé par nos guides afin de nous donner des informations ou des avertissements. Nous avons tous des guides spirituels qui nous protègent. Nous avons tous ce puissant sixième sens, ce troisième œil.

Vous connecter au monde divin

Le sixième sens étant basé sur l'intuition, lorsque vous développez ce sens en ouvrant votre troisième œil, vous découvrez une vie plus pleine et plus riche de sens. Ce qui est formidable là-dedans c'est que vous n'avez nul besoin de boule de cristal ou de support divinatoire quelconque genre cartes de tarot. Vous n'avez pas besoin de posséder un talent de médium pour obtenir la réponse à vos questions. Les réponses se trouvent déjà là et votre troisième œil vous permet de les voir.

De nos jours beaucoup de gens pratiquent la méditation. N'oubliez pas que la méditation est un outil formidable pour vous recentrer et ouvrir le troisième œil. Méditer développe petit à petit votre sixième sens, et parallèlement plus votre sixième sens est développé, plus votre médiation est riche et profonde.

Développer votre intuition

On sait de nos jours à quel point nous pouvons tirer profit des exercices de méditation en accédant à un état de conscience plus élevé, en devenant plus conscients de notre environnement et en contrôlant mieux nos sentiments. Mais la méditation peut également faire ressortir le potentiel de ce don naturel qu'est la sagesse intuitive. Les méditations qui aident à ouvrir le troisième œil ont été étudiées et pratiquées pendant des siècles et de nombreuses cultures à travers le monde considèrent ce sens comme le plus puissant auquel on puisse accéder.

En faisant des exercices réguliers de méditation et en prenant conscience des connaissances que vous possédez déjà au plus profond de vous, vous voudrez continuer à découvrir les capacités de votre troisième œil. Plus vous découvrez votre potentiel, plus vous voulez l'explorer.

Apprendre le détachement

Ainsi, les exercices de méditation ne vous aident pas seulement à atteindre une conscience et des réalités plus élevées, ils allument et entretiennent également en vous une passion intérieure pour le présent. Une fois que vous aurez appris à être en phase avec *l'ici et maintenant*, vous aurez la capacité de pouvoir vous détacher de vos soucis et de vos problèmes du présent.

Que vous ayez des problèmes d'argent, de travail, de santé, relationnels ou autres, ou des inquiétudes concernant le futur comme un rendez-vous important ou un examen à passer, vous serez plus à même d'y faire face en méditant régulièrement et en développant votre troisième œil.

Chasser le négatif

Tous les êtres humains ont besoin de sécurité et il est normal de vouloir vivre une vie sans peur excessive ni danger. Si nous sommes anxieux en accomplissant nos tâches quotidiennes, cela a pour conséquences de propager davantage d'inquiétudes.

Lorsque nous prenons le temps de ressentir le moment présent et de nous libérer des soucis et des anxiétés de toutes sortes, ces pensées s'en vont et sont remplacées par les *délicats murmures* provenant de la liberté intuitive du troisième œil. Une fois ce sens développé, vous ouvrirez les yeux sur un monde différent, ce qui vous aidera à tirer le meilleur parti de votre vie actuelle. Vous pourrez observer le monde invisible, ce fameux « monde caché » qui transformera votre vie d'une manière que vous ne soupçonnez pas.

Faire les bons choix

Savoir que l'on peut faire les bons choix nous aide à nous débarrasser des peurs inutiles. Le troisième peut vous aider en ce sens, en répondant aux questions que vous vous posez régulièrement au cours de votre vie. Que vous cherchiez des réponses sur la profession que vous devriez exercer, vos choix concernant les relations personnelles, amoureuses, amicales ou autres, ou sur la façon d'atteindre vos objectifs dans la vie, vous pouvez faire un exercice de méditation en utilisant la vision de votre troisième œil. Vos choix seront bien meilleurs qu'en utilisant seulement votre capacité de raisonnement !

La pratique : exercice de méditation

Comme pour toutes choses, ouvrir son troisième œil ne se fait pas du jour au lendemain. Ce n'est ni facile ni difficile en soi, tout dépend de vous, de votre parcours, de votre travail et de votre motivation.

Vous devez faire une place plus grande à l'aspect spirituel de votre vie et maintenir la pleine conscience dans votre quotidien. Le troisième œil nous amène à un état d'éveil où nous voyons le monde d'une manière « surnaturelle » ou supranaturelle. Cela ne signifie pas qu'avoir un troisième œil ouvert équivaut uniquement à avoir des pouvoirs magiques ou psychiques. Cela signifie d'abord que vous avez un meilleur contrôle de vos émotions et une compréhension plus profonde du monde qui vous entoure.

Passons maintenant à la pratique, étapes par étapes.

Trouvez le lieu idéal pour méditer

Pour commencer, méditez dans un endroit qui vous procure un sentiment de paix et où vous pouvez rester seul pendant toute la durée de la pratique. L'endroit n'a pas besoin d'être totalement silencieux, tant que les bruits de fond ne vous distraient pas de votre méditation.

Prenez une position de méditation confortable

Personnellement, j'aime m'installer directement sur le sol, les jambes croisées. Vous pouvez également utiliser un petit coussin de méditation. Si vous ne vous sentez pas à l'aise assis au niveau du sol, trouvez une chaise où vous pouvez vous asseoir commodément. Asseyez-vous en gardant le dos droit, en plaçant vos mains sur vos genoux et en soutenant votre corps avec la force de vos muscles abdominaux. N'affaissez pas le dos, gardez votre poitrine vers l'extérieur et vos épaules vers le bas pour ne pas créer de tensions.

Placez votre corps en état de relaxation

Au fil de nos activités quotidiennes, nous accumulons et gardons des tensions dans notre corps. Le maintien de ces tensions rend la concentration difficile. Nous ne nous apercevons souvent même pas de la tension dans nos muscles jusqu'à ce que nous les relâchions consciemment. Commencez par laisser tomber vos épaules et détendez les muscles de votre cou en bougeant votre tête d'un côté à l'autre. Enchainez ensuite avec les épaules, les bras, les mains, les jambes, les pieds puis le corps tout entier.

Placez votre esprit en état de relaxation

Voici à présent la partie la plus difficile lorsque l'on débute la méditation. Vous devez vider votre esprit de toutes ses pensées pour atteindre un état de détente complet. Au départ, il faut faire de grands efforts pour rester concentré et prêter attention au moment présent et uniquement à lui. Paradoxalement, c'est quand vous relâchez ces efforts que cet état est atteint.

Vous pouvez vous concentrer sur votre respiration, sur la sensation que vous procure le sol (ou le coussin, ou la chaise) sur lequel vous êtes assis, ou sur les sons environnants si vous en percevez. Bien qu'il paraisse difficile d'éliminer complètement les pensées, vous pourrez y parvenir avec de la pratique. Lorsqu'une pensée surgit, reconnaissez-la et laissez-la partir tranquillement.

Méditez régulièrement

25

Il faut un certain entraînement pour parvenir à vider son esprit du chaos de sa vie quotidienne, sans parler du climat anxiogène du monde. Prenez le temps de vous immerger dans l'autre monde en méditant au moins quelques minutes chaque jour. C'est le seul moment où vous pourrez faire l'expérience de l'unité de votre corps et de votre esprit. C'est aussi le seul moment où vous pourrez devenir plus attentif à ce qui vous entoure.

Vous y trouverez une paix qui surpasse tout ce qui se trouve ici-bas et très vite, vous ne pourrez plus vous en passer.

Méditer efficacement

Voici à présent quelques techniques pour développer et renforcer votre capacité d'attention, ce qui vous sera utile pour méditer plus efficacement.

Soyez attentifs dans la vie de tous les jours

Nous sommes tous plus ou moins intuitifs au départ. Bien souvent, les personnes un peu timides ou effacées en apparence le sont davantage. Cela vient peut-être du fait que ces personnes sont plus enclines à écouter et à observer les autres qu'à affirmer leur personnalité. Elles développent ainsi une compréhension accrue au travers de ce qu'elles voient, que ce soit via le langage corporel, les expressions, les tics, les mimiques et autres. Ces personnes ont également tendance à mieux détecter les mensonges, à percevoir l'ironie ou le sarcasme et plus globalement à percevoir les messages subtils ou indirects qui échappent à la plupart des gens.

Mais vous n'avez pas besoin d'être timide et réservé pour devenir un bon observateur et développer votre intuition. Sortez et observez les gens, en promenade au café du coin ou dans les transports. Intéressez-vous à ce qu'ils font, qu'ils lisent un livre ou un journal, qu'ils écoutent de la musique, qu'ils ne fassent rien, qu'ils soient sur leur smartphone... Vous pouvez même écouter discrètement leurs conversations sans être intrusif ou impoli puis imaginez une histoire à partir des quelques bribes que vous captez : que font-ils, comment se sont-ils connus, quel est leur lien, etc.

Vous pouvez aussi observez vos amis sous un angle nouveau, par exemple lorsqu'ils parlent entre eux. Observez comment ils réagissent à telle ou telle idée, aux mots qu'ils emploient, à ceux qui les font réagir, etc. Plus souvent vous ferez cela, plus vous deviendrez un observateur aguerri et qui touche juste.

Notez vos rêves dès le réveil

Prenez note de vos rêves car certains d'entre eux peuvent être prémonitoires. Gardez un calepin et un stylo sur votre table de chevets pour noter vos rêves dès votre réveil, avant que le souvenir disparaisse, ce qui peut être très rapide. Vous constaterez avec l'expérience que certains schémas reviennent régulièrement et vous serez en mesure d'établir des connexions avec votre vie. Vous obtiendrez parfois directement des informations ou des réponses aux questions que vous vous posez ou des solutions aux problèmes que vous rencontrez. La nuit porte conseil comme dit l'adage.

Donc, tenez un journal de vos rêves et relisez-le de temps à autre. Plus vous le ferez, plus vous vous en souviendrez. Au bout de quelques temps vous constaterez que vous faites non pas un seul mais plusieurs rêves au cours d'une nuit de sommeil, et que beaucoup d'entre eux ont de riches messages à vous délivrer.

Soyez à l'écoute de votre intuition

Chacun d'entre nous a déjà eu l'expérience d'une intuition au sujet d'une personne, d'un lieu ou d'événements particuliers. Cela est difficile à expliquer rationnellement mais quand vous le vivez, vous *savez* que c'est réel. Il n'y aucune preuve ni quoi que ce soit qui ait pu vous amener à penser ou à ressentir quelque chose et pourtant cela se produit.

Ce sentiment instinctif est souvent négligé par les gens qui mettent toute leur confiance dans une approche rationnelle des choses. La prochaine fois que vous aurez une intuition, *notez-la* pour pouvoir la relire plus tard et voir si cela s'est réellement produit. Si vous ne la notez pas, vous oublierez. Remarquez également comment votre intuition vous reconnecte à vous-même. Souvenez-vous toutefois que toutes les intuitions ne sont pas forcément vraies, ou que si elles le sont, elles ne se traduiront pas immédiatement dans votre vie. La meilleure chose à faire est de les écrire et d'y revenir plus tard afin de vérifier leurs pertinences par vous-même.

Exercices pour ouvrir le troisième œil

Abordons maintenant le cœur du sujet. Comme mentionné précédemment, il existe de nombreuses façons d'ouvrir le troisième œil et l'une des plus efficaces est la méditation. Nous allons voir à présent deux exercices spécifiques pour ouvrir le troisième œil. Suivez bien les instructions qui suivent.

Nous avons vu aux chapitres précédents que le troisième œil est lié au sixième chakra, qui est le chakra psychique situé au centre du front juste au-dessus des sourcils. Le sixième chakra est également lié à la glande pinéale, qui, selon René Descartes, est le siège de l'âme et celle qui relie l'esprit et le corps. Cette glande est inactive chez la plupart des gens, tout comme le troisième œil. La glande pinéale étant en sommeil chez la plupart des gens, cet exercice d'éveil a pour objectif d'activer cette glande.

Exercice 1 : Ouvrir la glande pinéale

A partir d'ici, les instructions doivent être suivies correctement pour éviter de rencontrer des problèmes en cours de route. Gardez à l'esprit que les mantras présentés dans cet exercice doivent être exécutés dans des tonalités spécifiques. L'exercice doit être fait pendant trois jours, après quoi l'effet sera permanent.

Cet exercice utilise le mantra "Thoh" qui se prononce "TOE". Il doit être prononcé dans la bonne vibration, ni très bas ni très haut, juste entre les deux. En restant à l'écoute de votre ressenti, vous saurez quand vous aurez atteint la bonne hauteur.

1. Placez-vous dans un endroit confortable, comme pour méditer. Asseyez-vous sur le sol avec le dos droit.

2. Détendez-vous puis commencez à vous concentrer sur votre respiration. Respirez par le nez. Retenez votre respiration aussi longtemps que possible sans non plus trop forcer pour rester détendu, puis ouvrez la bouche pour laisser un léger espace entre vos dents supérieures et inférieures. Placez la pointe de votre

langue dans cet espace entre vos dents supérieures et inférieures.

3. Maintenez une légère pression entre votre langue et vos dents comme dans le mot anglais "the". Si vous ne savez pas comment bien le prononcer, écoutez le mot sur internet (on le trouve facilement). Une fois que vous avez positionné votre langue, expirez lentement en disant le mot "thoh" comme THHOOHH dans une longue expiration. Répétez le mot après avoir expiré. Votre langue doit vibrer entre vos dents et l'air doit passer à la fois devant la langue et les dents. Lorsque vous faites cela correctement, vous pouvez ressentir une légère sensation au niveau de la mâchoire et des joues. A ce moment-là, le son ne vibre pas seulement sur votre langue et vos dents mais aussi sur votre troisième œil. Il vous faudra peut-être plusieurs essais pour trouver la bonne tonalité et le bon placement de la langue mais si vous persévérez, vous maitriserez facilement la technique.

4. Quand vous sentez que vous l'avez, répétez l'étape précédente 5 fois de suite, pendant 3 jours consécutifs et à 24 heures d'intervalle. Et c'est tout.

Quelques effets

C'est tout ? Oui, et c'est suffisant. Après cela, vous pourrez ressentir certains effets mais vous n'avez pas à vous inquiéter.

Vous pouvez dans un premier temps ressentir un mal de tête ou une pression dans la zone du troisième œil, au milieu du front. Cela peut vous donner l'impression qu'elle vient de l'intérieur, juste sous la surface. Lorsque vous ressentez cela, c'est une bonne indication que la glande pinéale s'ouvre lentement mais sûrement, et commence à fonctionner activement. En plus des maux de tête « normaux », certaines personnes peuvent avoir des migraines qui durent quelques heures. Son intensité dépendra de l'effort fourni lors de la méditation, surtout lorsque la glande pinéale est restée au repos pendant si longtemps qu'elle était atrophiée. Encore une fois, cela est normal. Cet exercice puissant entraîne des effets puissants et vous devrez généralement subir un inconfort passager pour pouvoir vous adapter.

Après cette première expérience plutôt désagréable, vous vous réveillerez un beau matin avec une sensation inhabituelle sur le front. Vous pouvez être pris de frissons lorsque la sensation devient plus intense, ou ressentir des palpitations. Cette sensation se poursuit souvent tout au long de la journée. C'est le dernier effet physiologique que vous ressentirez après avoir ouvert le troisième œil. Cette expérience signifie que votre glande pinéale est complètement activée et éveillée.

Que va-t-il se passer ensuite ?

Les effets sont nombreux et vous les découvrirez au fur et à mesure. D'un point de vue purement pratique, vous constaterez par exemple que vous êtes capable d'apprendre et de retenir plus rapidement et plus efficacement toutes sortes de choses et donc que votre mémoire s'améliore. Votre intuition va se développer et votre sagesse au sens noble du terme également. Vous pourrez interpréter les événements avec une grande acuité et même prédire certains d'entre eux.

Au niveau métaphysique, vous développerez peut-être certaines capacités telle que la clairaudience, la clairvoyance ou la capacité de voir et d'interpréter les auras. Il y en a beaucoup d'autres et vous le saurez quand le moment viendra.

Exercice 2 : Approfondir

Passons au second exercice, qui fonctionnera mieux si vous avez déjà maîtrisé le précédent. Vous ne devez pas le faire immédiatement après le premier exercice. Vous devez attendre deux semaines avant de pouvoir commencer le second. Cela rendra les exercices plus efficaces car votre corps aura besoin de temps pour s'adapter aux énergies qui travaillent en vous et autour de vous.

Soyez rassuré, ce second exercice est agréable et plaisant. Contrairement au premier, cet exercice doit être pratiqué une fois par semaine pour vous donner le temps de ressentir ses effets bienfaisants, qui peuvent durer très longtemps lorsqu'il est pratiqué correctement. La plupart des gens apprécient cet exercice.

Pour commencer, vous devez d'abord trouver un endroit où vous êtes à l'aise pour méditer. Une fois que vous êtes dans la bonne position, asseyez-vous en gardant le dos droit. Inspirez et retenez votre respiration en comptant jusqu'à 5. Faites cela trois fois, cela vous aidera à vous détendre. Portez toute votre attention sur votre troisième œil. Vous devriez ressentir une sensation similaire à celle obtenue lors de l'exercice 1, soit un léger picotement à l'emplacement de votre troisième œil.

Comme pour le premier exercice, respirez profondément et retenez votre respiration aussi longtemps que possible sans ressentir d'inconfort puis expirez en disant le mot "may". "May" se prononce de la même façon que le mois de mai se prononce en anglais. Les lettres doivent sortir une par une, comme MMMAAAYYY. Faites-le lentement. Comme pour le 1er exercice, essayez de trouver la bonne tonalité, celle qui résonne en vous.

Tout comme pour l'exercice précédent, essayez de ressentir les énergies qui montent dans votre tête tandis que vous faites vibrer le son. Vous devez d'abord vous concentrer sur l'emplacement du troisième œil, puis sur le milieu du cerveau et enfin sur le sommet de la tête qui est l'emplacement du chakra couronne. Faites cela pendant toute la durée du chant.

Répétez les étapes ci-dessus 4 fois d'affilée, puis reposez-vous.

Quelques effets

Globalement, les effets de cet exercice sont agréables. Il procure souvent une sensation de légèreté, un sentiment d'euphorie et amène parfois dans un état de béatitude. Ce que vous obtenez de cet exercice est permanent et vous aidera dans la méditation, la clairvoyance et beaucoup d'autres domaines psychiques.

Exercices complémentaires

Méditation sur le troisième œil

Comme vous le savez probablement, nous possédons 7 chakras principaux situés dans différents points du corps, de la base de la colonne vertébrale au sommet du crâne. Le sixième chakra, ou chakra Ajna, se trouve au milieu du front, qui est le siège du troisième œil. Les énergies voyagent depuis le premier chakra vers le deuxième, puis le troisième, le quatrième, le cinquième, le sixième jusqu'à ce qu'elles atteignent le septième chakra. À ce stade, ces énergies rencontrent la conscience suprême.

Comme d'habitude, cet exercice de méditation doit être effectué dans un endroit confortable. Asseyez-vous dans une position proche du lotus en gardant le dos droit. Fermez les yeux puis inspirez et expirez trois fois. Portez maintenant toute votre attention sur la zone se trouvant au milieu de votre front. Tout en gardant les yeux fermés, orientés vos yeux dans la direction de ce point, à l'emplacement du troisième œil. Faites silencieusement un compte à rebours de

100 à 1 tout en maintenant vos yeux fermés dirigés vers le 3e œil, au milieu du front.

Vous devez ressentir une sensation agréable dans les yeux durant l'exercice, malgré la légère tension physique. Lorsque vous aurez terminé le compte à rebours, vous commencerez à ressentir une sensation nouvelle au niveau de votre troisième œil. Eliminez la tension dans vos yeux puis reprenez lentement votre concentration sur le troisième œil.

Continuez simplement la méditation en restant concentré. Restez dans cet état de calme profond pendant environ 10 à 15 minutes. Inspirez et expirez trois fois. Ouvrez les yeux pour terminer la méditation.

Cette méditation dite « méditation du troisième œil » est également très utile pour renforcer la sagesse intuitive. En pratiquant régulièrement cet exercice, vous développerez votre intuition rapidement et efficacement.

Méditation de clairvoyance

Cette méditation est également très utile pour ouvrir le troisième œil. Cette technique est très facile à pratiquer. Vous pouvez consacrer seulement 10 minutes à cette méditation et en obtenir de bons résultats. Cette méthode repose sur le processus de visualisation. Vous employez cette technique tous les jours, souvent inconsciemment. Par exemple, si vous imaginez un arbre quand je vous dis le mot, vous visualisez. Beaucoup s'en servent hélas négativement, en imaginant toutes sortes de choses horribles qui pourraient arriver.

Lorsqu'elle est développée, cette capacité psychique peut être utilisée à bon escient. Si vous avez encore du mal à voir et maintenir certaines choses dans votre esprit, suivez simplement les étapes suivantes. Si vous ne réussissez à visualiser dès le début, ne vous découragez pas. Il faut un peu de pratique et de patience pour perfectionner cette technique.

Comme toujours pour commencer, trouvez un bon endroit où vous pouvez vous détendre. Asseyez-vous dans une position confortable et restez dans cette position pendant quelques minutes. Tout au long de la méditation, exercez-vous à respirer correctement. Lorsque vous respirez, faites-le par le nez plutôt que par la bouche. Certaines personnes font des erreurs en respirant superficiellement au début de l'exercice. Si vous n'êtes pas un adepte de la méditation et que vous venez de commencer, placez simplement votre main sur l'estomac afin de sentir facilement votre respiration à travers son expansion. Cela peut vous aider à vous assurer que vous respirez plus profondément. En outre, il est conseillé de fermer les yeux pour mieux visualiser. Avec le temps, vous pourrez les garder mi-clos.

A présent, commencez vos exercices de visualisation. Gardez les yeux fermés et visualisez le chiffre 1. Il peut être sous n'importe quelle forme et ses qualités physiques comme la taille, la couleur ou le style n'a pas d'importance. Concentrez-vous simplement sur le chiffre indiqué. Quand vous l'avez bien, passez au chiffre 2, puis 3, 4, etc. jusqu'à 9.

Au bout d'un moment, vous devriez commencer à ressentir des picotements au milieu du front, à la surface, à l'emplacement du sixième chakra ou chakra du troisième œil. Comme mentionné dans l'exercice d'éveil précédent, cette sensation est normale et c'est de bon augure pour l'éveil du troisième œil. Mais si vous ne ressentez rien, il n'y a pas lieu de s'inquiéter pour autant car vous finirez par ressentir quelque chose avec un peu de pratique.

Si vous avez du mal avec cet exercice, détendez-vous davantage. Cela est très courant chez les débutants. Maintenir l'attention et la concentration peut s'avérer très difficile au début car beaucoup de pensées jouent en permanence dans nos esprits. Vos pensées peuvent vagabonder en tous sens, vers les choses tristes du passé, la liste de courses, vos dettes ou vos envies. Mais avec de la pratique, cette capacité peut être améliorée. Quand une de ces pensées vient perturber votre méditation, prenez une profonde respiration et revenez à votre état méditatif.

Quand vous avez visualisé tous les chiffres de 1 à 9 dans leur ordre, vous êtes sur le point de maîtriser cette étape. Si vous avez toujours du mal à ressentir votre troisième œil, recommencez en écrivant le chiffre 1 sur une feuille de papier. Mettez l'image en évidence en l'écrivant avec un stylo ou un marqueur gras. Fixez le chiffre pendant 30 secondes et fermez les yeux. Cette méthode vous aidera à visualiser le chiffre dans votre esprit.

Une fois que vous avez fini l'exercice avec les chiffres, passez à d'autres images comme un paysage ou un objet. Choisissez une image qui vous plait et qui vous aidera à apprécier le processus de visualisation. Et si vous voulez aller plus loin, essayez le processus de visualisation avec les yeux ouverts ou mi-clos.

Conclusion

Nous voici au terme de ce court ouvrage à vocation pratique.

J'espère qu'il vous aura aidé à comprendre l'importance d'avoir le troisième œil ouvert ainsi que son rôle dans nos vies. J'espère également qu'il vous a fourni suffisamment d'informations sur le fonctionnement du troisième œil et une méthode claire, étape par étape, pour l'ouvrir et l'activer.

Maintenant, c'est à vous et à vous seul de décider si vous voulez ouvrir ou non votre troisième œil, car comme je l'ai mentionné en introduction, cette opération est irréversible. Si vous décidez de le faire, suivez simplement les techniques fournies dans ce livre et préparez-vous à une vie plus riche et plus profonde sur tous les plans. Il vous suffit d'être prêt pour cela.

Merci de m'avoir lu jusque là et si ce livre vous a plu, n'hésitez pas à lui mettre une bonne note et à laisser un commentaire afin d'éclairer de futurs lecteurs potentiels et de m'aider en tant qu'auteur indépendant.

Merci à vous et que Dieu vous bénisse !